BEI GRIN MACHT SICH IHR WISSEN BEZAHLT

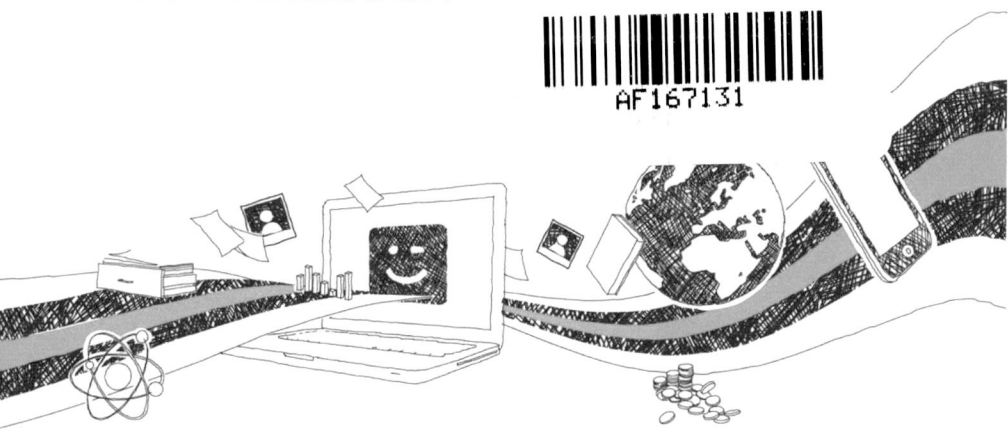
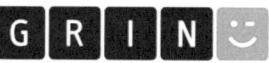

Bibliografische Information der Deutschen Nationalbibliothek:

Die Deutsche Bibliothek verzeichnet diese Publikation in der Deutschen National-bibliografie; detaillierte bibliografische Daten sind im Internet über http://dnb.d-nb.de/ abrufbar.

Impressum:

Copyright © 2020 GRIN Verlag
Druck und Bindung: Books on Demand GmbH, Norderstedt Germany
ISBN: 9783346167989

Dieses Buch bei GRIN:

https://www.grin.com/document/590944

Alisa Schäfers

Gesundheitsförderung und Prävention im Setting Grundschule. Wie die motorische Entwicklung von Kindern gefördert werden kann

GRIN Verlag

Deutsche Hochschule für
Prävention und Gesundheitsmanagement
Hermann Neuberger Sportschule 3
66123 Saarbrücken

Einsendeaufgabe

Fachmodul: Gesundheitsförderung und Prävention in Lebenswelten

Studiengang: Bachelor Gesundheitsmanagement

Name, Vorname: Schäfers, Alisa

Studienort: **Düsseldorf**

Semester: **Wintersemester 2017**

Inhaltsverzeichnis

1 Analyse der gesundheitlichen Ausgangssituation

In dieser Arbeit wird die gesundheitliche Ausgangssituation von Schülerinnen und Schülern im Setting Grundschule bearbeitet sowie praxistaugliche Handlungsansätze zur Gesundheitsförderung identifiziert.

1.1 Gesundheitsbezogene Datenlage Setting Grundschule

Unfallverletzungen zählen zu den häufigsten gesundheitlichen Beeinträchtigungen von Kindern und Jugendlichen. Es erleiden pro Jahr etwa 15 Prozent der Kinder und Jugendlichen eine Unfallverletzung, welche behandlungsbedürftig ist. Sie verletzten sich insbesondere beim Sport, in der Freizeit sowie in der Schule. Unfälle können durch regelmäßige körperliche Aktivität vermieden werden. Aufgrund von regelmäßiger Bewegung wird die motorische Koordination und Reaktionsfähigkeit gefördert. Dementsprechend zeigt sich für das Unfallgeschehen durch Förderung von körperlicher Aktivität ein großes Präventionspotenzial (RKI & BZgA, 2008, S.33).

Jedoch ist laut Breithecker (1998) das Setting Schule ein bewegungsunfreundliches und potenziell gesundheitsgefährdendes Setting. Der Schulalltag von Kindern und Jugendlichen ist für eine Einschränkung der Bewegungs- und Entfaltungsfreiheit verantwortlich (Breithecker, 1998). Der Unterricht in Schulen findet fast ausschließlich sitzend statt, wodurch körperliche Aktivität nur in einem geringen Maß vollzogen werden kann. Dauerhaftes Sitzen ohne eine Unterbrechung steht als eigenständiges Gesundheitsrisiko dar (Hamilton, Healy, Dunstan, Zderic & Owen, 2008).

Etwa jedes vierte Kind im Alter von 3 bis 10 Jahren ist nicht regelmäßig sportlich aktiv, sogar jedes zehnte Kind ist nie sportlich aktiv. Nur 17,3% der Mädchen und 28,2% der Jungen werden der gewünschten fast täglichen körperlich-sportlichen Aktivität gerecht (RKI & BZgA, 2008, S.66).

Gerade Kinder mit sozioökonomisch schlechter gestelltem Status werden zusätzlich benachteiligt, da sie zum einen im sonstigen Sport unterrepräsentiert sind und zum anderen dem Schulsport eine quantitativ geringe Bedeutung zugeschrieben wird (DSB, 2003).

Ein weiteres zentrales Gesundheitsproblem von Grundschulkindern sind Übergewicht und Adipositas. Heranwachsende mit niedrigem sozioökonomischem Status haben häufiger Übergewicht und Adipositas als Kinder und Jugendliche mit einem hohen Status. Bei Mädchen und Jungen im Alter von 3 bis 17 Jahren liegt die Häufigkeit von Übergewicht sowie Adipositas bei 15,4% (Schienkiewitz et al., 2018). Laut Schienkiewitz et al.

(2018) lässt sich ein drastischer Anstieg im Grundschulalter von Jungen und Mädchen mit Übergewicht und Adipositas feststellen. „Übergewicht kann bereits bei Kindern zu Bluthochdruck, Fettstoffwechselstörungen oder Diabetes führen und leistet zahlreichen Spätfolgen im Erwachsenenalter Vorschub" (RKI & BZgA, 2008, S.41).

Ein weiteres Gesundheitsproblem bei Schulkindern sind psychosoziale Auffälligkeiten und Beeinträchtigungen. In den Jahren 2003 bis 2006 zeigt jedes fünfte Kind in Deutschland psychische Auffälligkeiten (Klipker et al., 2018).

Aggressives und dissoziales Verhalten fallen am häufigsten bei Kindern und Jugendlichen auf. Des Weiteren zeigen sich Probleme mit Gleichaltrigen, Depressivität, Angststörungen, Unaufmerksamkeit sowie motorische Unruhe. Besonders hyperaktives und unaufmerksames Verhalten fällt vor allem im Grundschulalter vermehrt auf. Außerdem lässt sich feststellen, dass Kinder und Jugendliche mit niedrigem sozioökonomischen Status, nur einem Erziehungsberechtigten, Migrationshintergrund oder arbeitsloser Mutter häufiger von psychosozialen Auffälligkeiten und Beeinträchtigungen betroffen sind (RKI & BZgA, 2008, S.21). „Ein Fünftel der Kinder und Jugendlichen in Deutschland verfügt über unzureichende personale, soziale und familiäre Ressourcen; besonders benachteiligt sind Kinder aus sozial schwachen Familien" (RKI & BZgA, 2008, S.21).

Es lassen sich nicht nur Gesundheitsprobleme im Setting Schule feststellen, sondern aktuelle Daten bezüglich des Ernährungs- und Bewegungsverhalten sowie Medienkonsum. Ermittelt wurde das Erreichen der Bewegungsempfehlung der Weltgesundheitsorganisation (WHO) bei Kindern und Jugendlichen in Deutschland. Als Grundlage dient die zweite Folgeergebung der KiGGS-Studie Welle 2 (2014-2017) durch Selbstangaben zur Gesundheit von Kindern und Jugendlichen in Deutschland. 29,4% der Jungen und 22,4% der Mädchen im Alter zwischen 3 bis 17 Jahren sind mindestens 60 Minuten körperlich aktiv pro Tag, wodurch die Bewegungsempfehlung der WHO erreicht wird. Umso älter die Heranwachsenden werden, desto weniger ist die Prävalenz für das Erreichen der Bewegungsempfehlung. Besonders Mädchen im Alter von 3 bis 10 Jahren zeigen im Vergleich zur KiGGS Welle 1 einen deutlichen Rückgang bezüglich der WHO-Empfehlung. Außerdem lässt sich feststellen, dass Mädchen laut eigener Angaben weniger körperlich aktiv sind sowie Familien mit niedrigem sozioökonomischen Status (Finger et al., 2018, S.26-28).

Gemeinsame Mahlzeiten in der Familie können einen wichtigen Beitrag für die Entwicklung von Grundschulkindern leisten. Der tägliche Verzehr von Obst bei Kindern ist signifikant höher, wenn gemeinsam in der Familie gefrühstückt wird als alleine. Durch gemeinsame Mahlzeiten wird die Ausprägung von Vorlieben bestimmter Lebensmittel oder

Ernährungsgewohnheiten beeinflusst sowie psychosoziale Vorteile entwickelt (Frank et al., 2019). Laut Frank et al. (2019) ist das Abendessen für Grundschulkinder die häufigste gemeinsame Familienmahlzeit (96,4%), woraufhin das gemeinsame Frühstück mit 66,8% folgt.

Grundschulkindern wird durch das Angebot von Ganztagsschulen die Möglichkeit für eine warme gemeinsame Mahlzeit geboten. Kinder und Jugendliche (86,8%) haben die Möglichkeit das Angebot zu nutzen, wobei nur 37,4% dieser es wirklich nutzen (Heide et al., 2019). Laut Nestlé Deutschland AG (2010) wird die Verpflegung an Ganztagsschulen von Schülerinnen und Schülern eher mäßig beurteilt. Mit zunehmenden Alter der Schüler wird die Schulverpflegung umso schlechter bewertet. Da trotzallem drei Viertel der Schüler regelmäßig das Mittagsangebot nutzen, zeigt sich ein großes Potenzial einer gesundheitsgerechten Ernährung im Setting Schule (Nestlé Deutschland AG, 2010, S.4-7).

Freizeitgestaltung sowie der Konsum von Medien haben einen weiteren Einfluss auf das Gesundheitsverhalten von Grundschulkindern. Nach Leven & Schneekloth (2010) betreiben Kinder im Alter von 6 bis 11 Jahren am häufigsten Freizeitaktivitäten wie „Freunde treffen", „Radfahren" und „Sport treiben". Einfluss auf das Freizeitverhalten im Grundschulalter haben die soziale Herkunft, zunehmendes Alter, Geschlecht sowie die elterliche Zuwendung (Leven & Schneekloth, 2010). Beispielsweise geben Mädchen häufiger kommunikative und kulturelle Freizeitaktivitäten an, wohingegen bei Jungen aktive Beschäftigungen oder Aktivitäten wie Playstation oder Lego im Vordergrund stehen. Auch bei der sozialen Herkunft zeigt sich, dass 45% der Kinder mit niedrigen sozioökonomischen Status als Medienkonsumenten typisiert werden können. Im Gegensatz dazu liegen Kinder der Oberschicht bei nur 14% (Leven & Schneekloth, 2010).

Laut der KiGGS-Daten zeigt sich für den Medienkonsum im Grundschulalter, dass der Fernsehkonsum deutlich höher ist als der Computerkonsum. Der Computerkonsum nimmt trotzallem weiter zu, da er immer mehr an Bedeutung gewinnt. Mädchen verbringen weniger Zeit vor dem Fernseher und dem Computer als Jungen. Außerdem haben Kinder mit niedrigem Sozialstatus sowie Migrationshintergrund eine häufigere Mediennutzung (Lampert et al., 2007; Manz et al., 2014; RKI & BZgA, 2008; RKI & Destatis, 2008).

Grundschulen sollten als ein Schlüsselsetting der Gesundheitsförderung angesehen werden, da aufgrund der Schulpflicht eine nahezu 100%ige Erreichbarkeit von Kindern und Jugendlichen über einen langen Zeitraum hinweg besteht. Es ist ein optimaler Zugangsweg, um die Möglichkeiten zur Entwicklung der Gesundheit von Kindern in allen sozialen Lagen zu nutzen. Es kann ein Ausgleich sozial bedingter gesundheitlicher Unterschiede stattfinden. Des Weiteren erhalten Grundschulen zunehmende Verantwortung bezüglich Gesundheit aufgrund von Ganztagsschulen. Wie bereits erwähnt, besteht gerade in den Mittagsangeboten ein großes Präventionspotenzial. Des Weiteren spricht die Grundschule als Schlüsselsetting für Gesundheitsförderung, dass zentrale Gesundheitsprobleme und dessen Ursachen aber auch im schulischen Alltag zu suchen und entgegenzuwirken sind. Viele Kinder sind von Übergewicht sowie Adipositas betroffen, welches durch häufigen Bewegungsmangel verstärkt wird. Außerdem lässt sich die Zeit in der Grundschule als besonders sensible Phase zur Sozialisation von Gesundheitskompetenzen festhalten. Negative oder noch nicht manifeste Verhaltensweisen können in dieser Phase positiv beeinflusst werden, wodurch gesundheitsfördernde Verhaltensweisen übernommen werden können.

Zusammenfassend lässt sich feststellen, dass die Grundschule als Schlüsselsetting der gesundheitsförderlichen Maßnahmen ein wichtiger Zugangsweg ist.

1.2 Ableitung von Handlungsansätzen

Tab. 1: Zentrale Handlungsansätze (Eigene Darstellung)

Handlungsansätze	Begründung
Strategien und Konzepte zur Verbesserung der Bewegung (Verhalten und Verhältnis) im schulischen Alltag	Die Datenlage zeigt, dass Unfälle eine der häufigsten gesundheitlichen Beeinträchtigungen von Kindern und Jugendlichen sind. Regelmäßige körperliche Aktivität kann Unfälle vermeiden, wodurch Strategien und Konzepte zur Verbesserung von Bewegung einen wichtigen Einfluss nehmen können. Des Weiteren fördert die Verbesserung von regelmäßiger Bewegung die motorische Koordination und Reaktionsfähigkeit der Heranwachsenden. Kinder müssen im schulischen Alltag viel Sitzen ohne Unterbrechung, welches als eigenständiges Gesundheitsrisiko steht. Wie bereits erwähnt, ist etwa jedes vierte Kind im Alter von 3 bis 10 Jahren nicht regelmäßig sportlich aktiv, sogar jedes zehnte Kind ist nie sportlich aktiv. Gerade deshalb ist dieser Handlungsansatz von großer Bedeutung, um das Bewegungsverhalten und Bewegungsverhältnis von Grundschülern zu verbessern.

Handlungsansätze	Begründung
Strategien und Konzepte zum gesundheitsförderlichen Ernährungsverhalten	Die Datenlage zeigt, dass es gerade im Grundschulalter einen drastischen Anstieg von Übergewicht gibt. Bei Mädchen und Jungen im Alter von 3 bis 17 Jahren liegt die Häufigkeit von Übergewicht einschließlich Adipositas bei 15,4%. Des Weiteren kann Übergewicht bereits bei Kindern zu schwerwiegenden Erkrankungen führen bis zu zahlreichen Spätfolgen. Ein weiterer Aspekt ist die Verbesserung des Speiseangebots. Aufgrund der Daten lässt sich feststellen, dass Kinder und Jugendliche die Speisen als mäßig beschreiben. Da trotzallem drei Viertel der Schüler regelmäßig das Mittagsangebot nutzen, zeigt sich ein großes Potenzial einer gesundheitsgerechten Ernährung im Setting Schule.
Strategien und Konzepte zur Stärkung psychosozialer Kompetenzen bei Grundschülern	Auch die psychosozialen Kompetenzen von Grundschülern müssen gestärkt werden. In den Jahren 2003 bis 2006 zeigt jedes fünfte Kind in Deutschland psychische Auffälligkeiten. Besonders hyperaktives und unaufmerksames Verhalten fällt vor allem im Grundschulalter vermehrt auf. Des Weiteren zeigen sich Probleme mit Gleichaltrigen, Depressivität, Angststörungen, Unaufmerksamkeit sowie motorische Unruhe. Die psychosozialen Kompetenzen sollten in Verbindung mit Bewegungs- und Sportangeboten stehen.

2 Schwerpunktthema für ein Projekt zur Gesundheitsförderung im gewählten Setting Schule

Tab. 2: Projekt für Bewegungsförderung von Grundschulkindern

Schwerpunktthema	
Projekt für Bewegungsförderung von Grundschulkindern	
Übergeordnetes Interventionsziel	
Verbesserung des Bewegungsverhaltens und Bewegungsverhältnisses im Alltag	
Verhaltensprävention	**Verhältnisprävention**
Nennung der Maßnahme:	**Nennung der Maßnahme:**
Unterrichtskonzept Bewegungsverhalten in der Grundschule	Aktionskreis Bewegung
Teilziele	**Teilziele**
- Verbesserung des Bewegungsverhaltens während des schulischen Alltags - Verbesserung des Bewegungsverhaltens während der Freizeit - Verknüpfung von Bewegung und Denken im Unterricht	- Entwicklung einer Bewegungsstrategie unter Einbezug aller Setting-Beteiligten - Verbesserung des Bewegungs- und Sportangebotes für Grundschulkinder
Inhalte	**Inhalte**
- Entwicklung und Umsetzung von Verhaltensregeln im Sportunterricht - Entwicklung und Umsetzung von Verhaltensregeln in der Schule und in der Freizeit - Spiel- und Sportgeräte für bewegte Pausen/ Unterricht - Vermittlung von kindgerechten Inhalten bezüglich Bewegung - Aktions- und Spielekarten für Bewegungs- und Denkvermögen	Partizipative Entwicklung von Maßnahmen: - Einrichtung von Bewegungsinseln auf dem Schulhof - Einrichtung eines Naturspielberges - Öffnung von Flächen und, Rücknahme von Einschränkungen auf attraktiven Flächen/Bewegungsräumen

3 Recherche Modellprojekt

Tab. 3: Recherche Modellprojekt „fit4future Kids – das Programm für gesunde Grund- und Förderschulen" (Eigene Darstellung)

Titel Modellprojekt	Fit4future Kids – das Programm für gesunde Grund- und Förderschulen.
Projektlaufzeit	Seit 2016 bis 2021
Projektträger	Cleven-Stiftung Deutschland sowie planero GmbH und Kompetenzpartner DAK-Gesundheit
Ziele	Ziel ist es, durch regelmäßige und zusätzliche Bewegung der Kinder (6-12 Jährige) sowie einer gesunden Lebensmittelauswahl eine gesunde Gewichtsentwicklung und motorische Entwicklung zu fördern. Des Weiteren sollen Inhalte der Entspannung zu einer Lernatmosphäre beitragen, welche stressfrei und positiv ist. Es werden verschiedene Verhältnispräventions-Module integriert, um positive gesundheitliche Veränderungen nachhaltig sowie auch dauerhaft zu festigen. Außerdem soll die Schule durch den Bildungs- und Erziehungsauftrag der Schule unterstützt werden.
Inhalte und Methoden	Fit4future ist ein ganzheitliches Setting-Programm im Sinne des Präventionsgesetzes, welches aus den Modulen Bewegung, Ernährung, Brainfitness sowie Verhältnisprävention/System Schule besteht. Die jeweilige Schule wird über drei Jahre bei der Umsetzung des Programms im Rahmen einer Partnerschaft begleitet. Es gibt in jeder Schule zwei Lehrkräfte als „fit4future"-Coaches, welche insgesamt sechs Workshops zu allen Modulen sowie umfangreiches schriftliches Material zur Verfügung stellt Ansprechpartner über die gesamte Zeit ist ein Area-Manager. Zusätzliche Hilfestellung erfolgt durch Hotline und Online-Beratung sowie einem Newsletter. Außerdem findet ein Aktionstag für Eltern, Lehrkräfte und Schüler statt. Es können im Bereich der Verhältnisprävention zwei Module ausgewählt werden, womit Ziele und Maßnahmen für die jeweilige Schule entwickelt werden können → Module: Gesunde Schule als Leitbild; Gesundheit der Lehrkräfte; Netzwerk Bewegung; Gesunde Schulverpflegung; Schule als gesunder Raum; Gelingende Elternarbeit Im Bereich der Verhaltensprävention gibt es auch unterschiedliche Module: Bewegung, Ernährung, Brainfitness. → Modul Bewegung: Spieltonne mit Sport- und Spielgeräten für Bewegungspausen sowie Nutzung im Unterricht; Lehrkräfte vermitteln durch Bewegungskarten kindgerechte Inhalte, Ideen und Anreize zur spielerischen Bewegung

	→ Modul Ernährung: Lehrkräfte vermitteln durch Ernährungskarten kindgerechte Inhalte für eine gesundheitsgerechte Ernährung; Materialien stehen als Informationsbroschüren zur Verfügung; Eltern werden ergänzend informiert → Modul Brainfitness: Lehrkräfte nutzen eine Brainfitness-Box, welche mit Aktions- und Spielkarten ausgestattet ist; Denken und Bewegung sollen hierbei verknüpft werden, um kognitive Leistungsfähigkeit und Stressbewältigungs- und Fähigkeiten zur Entspannung der Kinder zu fördern Eine Verbindlichkeit des Projektes entsteht durch einen Vertrag. Es erfolgt eine Schulboard (Steuerkreis) Einrichtung, welche sich aus Schulleitung, „fit4future"-Coaches und Elternvertreterinnen und – vertretern zusammen setzt. Wissenschaftliche Begleitung erfolgt durch den Lehrstuhl für Präventive und Rehabilitative Sportmedizin an der Technischen Universität München.
Ergebnisse	Das Präventionsprogramm „fit4future" macht Grundschüler nachweisbar gesünder. Nach dem ersten Projektjahr konnten signifikante Verbesserungen im Bereich der körperlichen Fitness festgestellt werden. Des Weiteren gab es eine Zunahme der körperlichen Aktivität der Kinder. Körperliche Aktivität die täglich oder fast täglich mehr als 60 Minuten ausgeführt wird stieg bei dem Anteil der Schüler von vorangegangen 18% auf 24% an. Außerdem ging der tägliche Verzehr von Süßigkeiten von 40% auf 34% zurück. Jedes fünfte Kind nach der zweiten Klasse verzichtete auf zuckerhaltige Getränke (vorher 14%). Aufgrund eines Fitnesstests bezüglich der körperlichen Verfassung der Kinder konnte festgestellt werden, dass anhand von sechs verschiedenen Übungen, zu Gleichgewicht, Sprungkraft, Beweglichkeit sowie Schnelligkeit, signifikante Leistungssteigerungen in fünf von sechs Disziplinen erreicht wurden.
Fazit	Das Präventionsprogramm „fit4future" fordert keinerlei finanzielle Mittel, wodurch alle Grund- und Förderschulen teilnehmen können. Des Weiteren kann jedes Programm nachhaltig umgesetzt werden, da für die Projektzeit ein Area-Manager zur Verfügung steht sowie eine Hotline, Online-Beratung und Newsletter für Anregungen und Fragen. Für Schülerinnen und Schüler kann nachhaltig ein aktiver und gesunder Lebensstil vermittelt werden. Auch Freude an Bewegung, gesunder Ernährung und Brainfitness werden durch das Programm vermittelt. Des Weiteren wird die Schule in der Entwicklung zu einer gesunden Schule unterstützt. Außerdem werden auch die Eltern der Schüler miteinbezogen, welches einen positiven Effekt auslösen kann. Alle Materialien, Kommunikationsmittel werden gestellt. Es ist davon auszugehen, dass die Intervention „fit4future"

	Lebensgewohnheiten und Lebensstile von Kindern nachhaltig positiv beeinflusst. Auch die Entwicklung der Schule zu einer gesundheitsfördernden Organisation wird durch das Programm unterstützt.
Literaturquellen	GVG Gesellschaft für Versicherungswissenschaft und –gestaltung e.V. (2020). *Fit4future – Eine Initiative der Cleven-Stiftung powered by DAK-Gesundheit.* Berlin. Zugriff am 24.02.2020. Verfügbar unter https://ideenwettbewerb.gvg.org/fit4future-eine-initiative-der-cleven-stiftung-powered-by-dak-gesundheit/
	Lübenhoff, Robert (2020). *fit4future.* München: planero GmbH. Zugriff am 24.02.2020. Verfügbar unter https://kids.fit-4-future.de/
	Pressestelle DAK-Gesundheit (2018). *Präventionsprogramm „fit4future" macht Schüler fitter.* Bewegung, Ernährung und Stress: TU München untersucht Wirkung der bundesweiten Initiative von Cleven-Stiftung und DAK-Gesundheit. Hamburg. Zugriff am 25.04.2020. Verfügbar unter https://kids.fit-4-future.de/2_NEUE%20Asset-Struktur/downloads/PM_f4f_Evaluation_1.Projektjahr.pdf

4 Literaturverzeichnis

Breithecker, D. (1998). Bewegte *Schule – vom statischen Sitzen zum lebendigen Lernen.* Wiesbaden: Bundesarbeitsgemeinschaft für Haltungs- und Bewegungsförderung.

Deutscher Sportbund (Hrsg.). (2003). *WIAD-AOK-DSB-Studie II - Bewegungsstatus von Kindern und Jugendlichen in Deutschland. Fitness weiter im Abwärtstrend – Kurzfassung.* Frankfurt a. M.: Deutscher Sportbund.

Finger, J. D., Varnaccia, G., Borrmann, A., Lange, C. & Mensink, G. B. M. (2018). Körperliche Aktivität von Kindern und Jugendlichen in Deutschland – Querschnitter-gebnisse aus KiGGS Welle 2 und Trends. *Journal of Health Monitoring, 3* (1), 24–31. Zugriff am 20.04.2020. Verfügbar unter https://e-doc.rki.de/bitstream/handle/176904/3032/JoHM_01_2018_koerperliche_Aktivitaet_KiGGS-Welle2.pdf?sequence=4&isAllowed=y

Frank, M., Brettschneider, A.-K., Barbosa, C. L., Haftenberger, M., Lehmann, F., Perlitz, H. et al. (2019). Prevalence and temporal trends of shared family meals in Germany. Results from EsKiMo II. *Ernaehrungs Umschau international, 66* (4), S. 60–67. Zugriff am 20.04.2020. Verfügbar unter https://www.ernaehrungs-umschau.de/fileadmin/Ernaehrungs-Umschau/pdfs/pdf_2019/04_19/EU04_2019_WuF_Brettschneider_engl.pdf

GVG Gesellschaft für Versicherungswissenschaft und –gestaltung e.V. (2020). *Fit4future – Eine Initiative der Cleven-Stiftung powered by DAK-Gesundheit.* Berlin. Zugriff am 24.02.2020. Verfügbar unter https://ideenwettbewerb.gvg.org/fit4future-eine-initiative-der-cleven-stiftung-powered-by-dak-gesundheit/

Hamilton, M. T., Healy, G. N., Dunstan, D. W., Zderic, T. W. & Owen, N. (2008). Too Little Exercise and Too Much Sitting: Inactivity Physiology and the Need for New Recommendations on Sedentary Behavior. *Current cardiovascular risk reports, 2* (4), 292–298. Zugriff am 20.04.2020. Verfügbar unter https://www.ncbi.nlm.nih.gov/pmc/articles/PMC3419586/

Heide, K., Brettschneider, A.-K., Lehmann, F., Barbosa, C. L., Haftenberger, M., Perlitz, H. et al. (2019). Utilization of school meals. Results from the nationwide nutrition survey EsKiMo II. *Ernahrungs Umschau international, 66* (6), S. 92–99. Zugriff am 20.04.2020. Verfügbar unter https://de.scribd.com/document/448398697/EU06-2019-PR-Brettschneider-eng

Klipker, K., Baumgarten, F., Göbel, K., Lampert, T. & Hölling, H. (2018). Psychische Auffälligkeiten bei Kindern und Jugendlichen in Deutschland – Querschnittergebnisse aus KiGGS Welle 2 und Trends. *Journal of Health Monitoring, 3* (3), 37-45. Zugriff am 20.04.2020. Verfügbar unter https://doi.org/10.17886/RKI-GBE-2018-077

Lampert, T., Sygusch, R. & Schlack, R. (2007). Nutzung elektronischer Medien im Jugendalter. Ergebnisse des Kinder- und Jugendgesundheitssurveys (KiGGS). *Bundesgesundheitsblatt - Gesundheitsforschung - Gesundheitsschutz, 50*(5-6), 643–652. Zugriff am 20.04.2020. Verfügbar unter https://doi.org/10.1007/s00103-007-0225-7

Leven, I. & Schneekloth, U. (2010). Die Freizeit: Sozial getrennte Kinderwelten. In World Vision Deutschland e. V. (Hrsg.), *Kinder in Deutschland 2010 – 2. World Vision Kinderstudie.* Frankfurt a. M.: Fischer.

Lübenhoff, Robert (2020). *fit4future.* München: planero GmbH. Zugriff am 24.02.2020. Verfügbar unter https://kids.fit-4-future.de/

Manz, K., Schlack, R., Poethko-Müller, C., Mensink, G. B. M., Finger, J. & Lampert, T. (2014). Körperlich-sportliche Aktivität und Nutzung elektronischer Medien im Kindes- und Jugendalter. Ergebnisse der KiGGS-Studie - Erste Folgebefragung (KiGGS Welle 1). *Bundesgesundheitsblatt - Gesundheitsforschung - Gesundheitsschutz, 57* (7), 840–848. Zugriff am 20.04.2020. Verfügbar unter https://doi.org/10.1007/s00103-014-1986-4

Nestlé Deutschland AG. (2010). *So is(s)t Schule. Chance für das lernende Klassenzimmer.* Frankfurt a. M.

Pressestelle DAK-Gesundheit (2018). *Präventionsprogramm „fit4future" macht Schüler fitter*. Bewegung, Ernährung und Stress: TU München untersucht Wirkung der bundesweiten Initiative von Cleven-Stiftung und DAK-Gesundheit. Hamburg. Zugriff am 25.04.2020. Verfügbar unter https://kids.fit-4-future.de/2_NEUE%20Asset-Struktur/downloads/PM_f4f_Evaluation_1.Projektjahr.pdf

Robert Koch-Institut & Bundeszentrale für gesundheitliche Aufklärung. (2008). *Erkennen – Bewerten – Handeln: Zur Gesundheit von Kindern und Jugendlichen in Deutschland*. Berlin: Robert Koch-Institut.

Robert Koch-Institut & Statistisches Bundesamt. (2008). *Lebensphasenspezifische Gesundheit von Kindern und Jugendlichen in Deutschland. Ergebnisse des Nationa-len Kinder- und Jugendgesundheitssurveys (KiGGS)*. Berlin: Robert Koch-Institut (RKI). Zugriff am 20.04.2020. Verfügbar unter https://www.rki.de/DE/Content/Gesundheitsmonitoring/Gesundheitsberichterstattung/GBEDownloadsB/KiGGS_SVR.pdf?__blob=publicationFile

Schienkiewitz, A., Brettschneider, A.-K., Damerow, S. & Schaffrath Rosario, A. (2018). Übergewicht und Adipositas im Kindes- und Jugendalter in Deutschland – Querschnittergebnisse aus KiGGS Welle 2 und Trends. *Journal of Health Monitoring, 3* (1), 16–23. Zugriff am 20.04.2020. Verfügbar unter https://doi.org/10.17886/RKI-GBE-2018-005

5 Tabellenverzeichnis

BEI GRIN MACHT SICH IHR WISSEN BEZAHLT

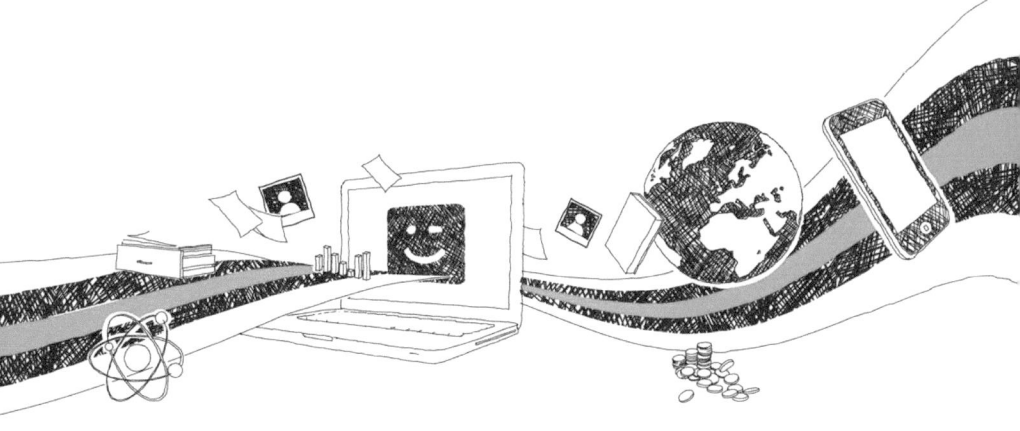

- Wir veröffentlichen Ihre Hausarbeit,
  Bachelor- und Masterarbeit

- Ihr eigenes eBook und Buch -
  weltweit in allen wichtigen Shops

- Verdienen Sie an jedem Verkauf

Jetzt bei www.GRIN.com hochladen
und kostenlos publizieren

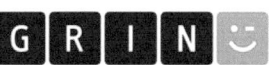